MANUEL

DES

JEUNES MÈRES

CONSEILS PRATIQUES D'HYGIÈNE CONCERNANT LA GROSSESSE
LES SUITES DE COUCHES
LES SOINS A DONNER A L'ENFANT, L'ALLAITEMENT
ET LE SEVRAGE

DÉDIÉ AUX JEUNES MÈRES

PAR

Mme L. MARAVAL

MAITRESSE SAGE-FEMME DE PREMIÈRE CLASSE
ANCIENNE ÉLÈVE DE LA MATERNITÉ DE PARIS

DEUXIÈME ÉDITION

PARIS

CHEZ L'AUTEUR
5, RUE DE MIRBEL ET RUE MONGE
ET CHEZ LES PRINCIPAUX LIBRAIRES

1884

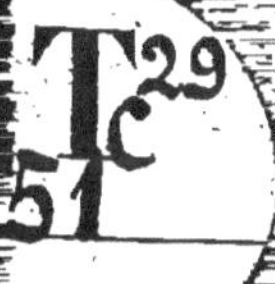

MANUEL

DES

JEUNES MÈRES

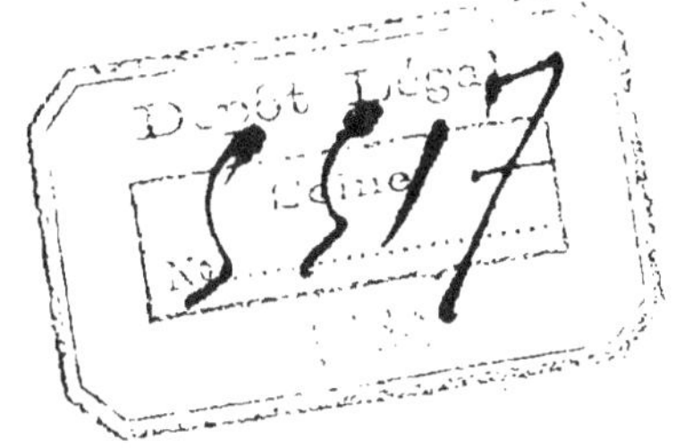
Dépôt Légal
Seine
Nᵒ

BOURLOTON. — Imprimeries réunies, **A**, rue Mignon, 2 Paris.

MANUEL

DES

JEUNES MÈRES

CONSEILS PRATIQUES D'HYGIÈNE CONCERNANT LA GROSSESSE
LES SUITES DE COUCHES
LES SOINS A DONNER A L'ENFANT, L'ALLAITEMENT
ET LE SEVRAGE

DÉDIÉ AUX JEUNES MÈRES

PAR

Mme L. MARAVAL

MAITRESSE SAGE-FEMME DE PREMIÈRE CLASSE
ANCIENNE ÉLÈVE DE LA MATERNITÉ DE PARIS

DEUXIÈME ÉDITION

PARIS

CHEZ L'AUTEUR
5, RUE DE MIRBEL ET RUE MONGE
ET CHEZ LES PRINCIPAUX LIBRAIRES

1884

PRÉFACE

On pense généralement, et avec raison, qu'un grand nombre de maladies et d'accidents peuvent être évités par l'emploi de sages précautions. Cette opinion partout répandue m'a engagée à composer un petit livre, résumant en quelques pages les meilleurs conseils dont doivent s'inspirer les jeunes mères pour bien remplir les devoirs et supporter le mieux possible les épreuves de la maternité.

Mon œuvre sera peut-être jugée par quelques personnes comme étant peu utile. « *Toutes les femmes savent cela,* » diront-elles. Eh bien, *non,* toutes les femmes ne savent point ce qu'il convient le mieux de faire, et je suis convaincue que mes conseils peuvent être, au contraire, extrêmement utiles, et tirer d'embarras dans maintes circonstances un grand nombre de jeunes femmes, naturellement inexpérimentées et ayant besoin d'un guide sûr, qui les sauvegarde contre les conséquences fâcheuses résultant de conseils inhabiles donnés par quelques personnes de leur entourage.

Ces considérations préliminaires m'attireront, je l'espère, la bienveillante attention de mes lectrices.

L. MARAVAL,

Maîtresse sage-femme de première classe,
ancienne élève de la Maternité de Paris.

MANUEL

DES

JEUNES MÈRES

DE LA GROSSESSE

Un trouble jusqu'alors inconnu, des changements soudains dans votre manière d'être habituelle, vous font supposer qu'un précieux gage d'amour commence à croître dans votre sein.

Soyez heureuse. La grossesse est le moment de la perfection de la femme. La nature vient de commencer son plus bel ouvrage.

Une sensibilité plus exquise se développe, et si un peu de douleur et quelques petites indispositions l'accompagnent, ce ne sont que des avertissements contre l'indiscrétion et l'intempérance dans l'accomplissement des devoirs maternels.

La santé, la vie même de la mère sont int mement liées au bien-être de celui qu'elle porte dans son sein, et la plus légère imprudence expose l'un et l'autre à un péril égal.

Je crois inutile d'insister sur l'abus des saignées et des purgatifs au début de la grossesse, il est du reste très rare qu'il soit nécessaire de recourir à la saignée, les constitutions étant de plus en plus faibles. Mais encore avant de s'y décider doit-on consulter et agir avec beaucoup de prudence.

Pour que mes conseils soient plus clairs et plus profitables aux jeunes mères auxquelles je les dédie, nous allons examiner successivement deux périodes bien distinctes dans la grossesse.

La première comprend depuis la fécondation jusqu'au quatrième et quelquefois cinquième mois, moment marqué par les mouvements du fœtus.

La deuxième depuis cette époque jusqu'à la délivrance.

Pour chacune de ces périodes, suivez exactement les conseils de l'hygiène et de la tempérance, et, si vous avez la sagesse de vous y conformer, que de malaises, d'indispositions, d'accidents même, n'éviterez-vous pas!

PREMIÈRE PÉRIODE

Dans les quatre premiers mois, presque toutes les femmes, même les mieux portantes, sont sujettes à des nausées, au dégoût pour toute nourriture même la plus succulente, quelquefois à des vomissements, assez souvent à de la constipation qui parfois même est très opiniâtre, à des maux de tête, à une chaleur plus considérable, à des rougeurs au visage, en un mot à un sentiment de plénitude excessive dans tout le corps. Ce ne sont pas là des symptômes de maladie; le plus souvent, toutes ces indispositions disparaissent au moyen d'une alimentation légère et rafraîchissante. Mais si, par une absurde et funeste erreur, beaucoup trop répandue encore de nos jours, la femme suppose qu'aussitôt la conception elle doit confier à son estomac une plus grande quantité d'aliments pour subvenir aux frais d'une double nutrition, elle détermine ainsi les accidents que je viens d'énumérer ci-dessus (on dit vulgairement qu'elle doit manger pour deux). Pour se convaincre combien sont imaginaires ces besoins supposés de l'enfant, il suffit de savoir que jusqu'à trois mois le fœtus n'excède pas en poids et en grosseur le volume d'un œuf de poule. On doit juger par là combien la suppression des règles lui suffit sans le secours dangereux de l'intempérance de la mère.

L'alimentation qui convient le mieux à une femme enceinte est celle qui, sous un petit volume, contient beaucoup de matières nutritives : telles que les crèmes de riz, de gruau, les gelées, le laitage, les œufs frais et les viandes fraîches. Surtout ne jamais se permettre de faire sa principale nourriture de substances échauffantes et difficiles à digérer : telles que les viandes fumées, les sauces très épicées et pesantes, les pâtisseries indigestes, les fritures qui pèsent trop sur l'estomac, en augmentent le volume et occasionnent un sentiment de chaleur très fatigant ; le céleri, les truffes, les fruits verts. Combien est donc funeste le préjugé établi : qu'une femme enceinte peut digérer tout ce qui lui est agréable ! Les lois de la nature étant toujours les mêmes, ce qui est nuisible en temps ordinaire ne peut cesser de l'être parce que la femme est enceinte. Le plus souvent, les pertes d'appétit ne viennent pas d'un simple dégoût pour les aliments ordinaires, mais de l'impuissance réelle de recevoir une quantité considérable de quelque nourriture que ce soit.

En suivant ce préjugé, on corrompt la source où l'enfant puise la vie, et on fait à celui-ci un mal d'autant plus grand qu'il est plus faible encore.

Je le sais : quelquefois il est bien difficile de ne pas s'écarter des règles d'un régime sain et d'une tempérance sévère ; mais on ne doit jamais se permettre des habitudes dangereuses et funestes.

Quant aux boissons, on doit toujours donner la préférence au vin trempé d'eau modérément : le vin à dose raisonnable stimule doucement l'estomac, favorise la digestion et soutient les forces. Il y a cependant des femmes qui, étant enceintes, ne peuvent pas le supporter? A celles-là, je recommanderai tout particulièrement de boire de la bière ou du lait. Ces boissons, tout en étant généralement les plus agréables aux femmes enceintes, sont aussi les plus profitables et les mieux digérées.

Comme propres à désaltérer, celles que l'on prépare avec le suc de fruits acidulés, tels que fraises, cerises, groseilles et oranges, sont aussi saines que délicieuses au goût. Elles ont le double avantage d'améliorer la santé des femmes qui ont un tempérament bilieux, de celles qui se plaignent de grandes chaleurs d'entrailles et d'une constipation habituelle. On doit éviter les boissons chaudes, qui affaiblissent les organes et troublent leurs fonctions ; je fais pourtant une exception pour **le thé. Les boissons à la glace** sont plus nuisibles encore, elles peuvent **occasionner de** violentes coliques et même l'avortement.

La prudence exige que la femme enceinte s'interdise l'usage du café à l'eau, qui a l'inconvénient d'exalter l'action nerveuse et d'empêcher souvent un sommeil bien nécessaire. Elle doit aussi bien se garder de faire un usage habituel des liqueurs fortes et échauffantes ; et si parfois pour des raisons particulières elle est obligée d'en user, ce sera toujours avec une très grande sobriété. Car ici la plus légère intempérance serait un véritable poison pour le fœtus.

DEUXIÉME PERIODE

A partir du quatrième mois, généralement, la plupart de ces indispositions disparaissent, l'appétit revient, la jeune mère est moins triste. Vers le septième ou huitième mois, il arrive souvent que la femme éprouve de fortes douleurs de reins occasionnées par le poids du ventre; c'est alors qu'on ne saurait trop conseiller la ceinture ventrière.

Il n'est pas rare que, pendant presque tout le temps de la grossesse, la jeune femme soit incommodée par des varices aux jambes, mais c'est surtout pendant les trois derniers mois qu'elles prennent des proportions con-sidérables; malheureusement, on n'a pas encore trouvé le moyen de les empêcher, ni même celui de les guérir entièrement. Mais après expérience faite, je puis répondre que la femme éprouvera un grand soulagement si elle tient ses jambes toujours très chaudes et si, le soir, en se couchant elle a soin d'avoir le pied de son lit un peu plus haut que la tête, de manière que les jambes se trouvent sur un plan incliné : ce qui facilitera la circulation en retour et permettra aux veines de se dégonfler. Dans tous les cas ceci ne doit jamais inquiéter, car elles disparaissent d'elles-mêmes sitôt l'accouchement, avec la cause qui les avait produites.

Celles qui ont de l'œdème (enflure des jambes et des pieds) se trouveront bien de suivre aussi ce conseil; seulement à celles-là je recommanderai instamment de ne pas aller au terme de leur grossesse sans consulter une personne compétente, surtout si elles éprouvent des maux de tête, des troubles de vue et des douleurs d'estomac, car, par leur négligence, elles s'exposeraient à de graves accidents, quand un régime bien simple peut les en préserver.

De tout temps, la propreté est indispensable pour conserver la santé; elle ne l'est pas moins pendant la grossesse; cet état ne doit pas empêcher de laver avec soin les parties où s'accumulent les résidus d'une transpiration abondante; seulement il faut préférer l'eau tiède à la froide. Les bains tièdes sont fort utiles aux femmes nerveuses, aux femmes très irritables et à celles qui éprouvent fréquemment de violentes coliques (seulement faut-il encore ne pas en abuser : un par semaine doit suffire amplement). Vers la fin de la grossesse, ces bains relâchent les organes, favorisent leur extension et facilitent l'accouchement.

La femme enceinte doit rejeter le corset à baleines, car alors il est de la plus haute importance de ne pas presser dans une ceinture trop étroite cette taille qui commence à paraître moins fine. Il ne faut pas être très versé dans l'anatomie du corps humain pour se convaincre combien ces tailles si serrées et si minces sont funestes à celles qui en tirent tant de vanité.

En serrant le ventre de manière à le coller pour ainsi dire à la colonne vertébrale, les organes comprimés ne pouvant se développer d'une manière convenable, il en résulte nécessairement des obstructions dans tous les viscères et des engorgements dangereux.

Tout prouve que la femme enceinte doit prendre de l'exercice, mais il faut qu'il soit pris dans une juste mesure; la fatigue excessive, la danse, l'excès de travail, surtout pour celles qui travaillent à la machine à coudre, un faux pas, le mouvement des bras nécessaire pour soulever un fardeau pesant ou atteindre un objet trop élevé suffisent quelquefois pour provoquer une fausse couche. Les voyages en chemin de fer, les grandes courses en voiture? rien n'est plus dangereux que ce cahotement de la voiture et du chemin de fer, lequel occasionne souvent des fausses couches qui influent ensuite pour le reste de la vie.

La promenade à pied est de tous les exercices le plus favorable, surtout faite en plein air, et autant que possible dans des lieux gais où la vue est satisfaite et l'imagination réjouie, chassant ainsi ces idées tristes, ces sortes de mélancolies qui assiègent presque toutes les femmes enceintes. Et pour rendre cette promenade vraiment profitable, que le talon de vos chaussures soit toujours large et plat; on ne pourrait trop se persuader ce qu'est nuisible à toutes les femmes cette chaussure qu'une mode ridicule a mise en vogue, et que de fausses couches ces hauts talons n'occasionnent-ils pas; aussi avec quel empressement la femme enceinte et soucieuse de sa santé doit-elle les rejeter.

Ne devant jamais se laisser séduire par l'attrait du plaisir, la femme enceinte doit éviter avec grand soin les bals, les spectacles, toutes ces réunions où la foule se précipite et où l'air est généralement très vicié par des émanations animales. Elle doit éloigner de sa chambre à coucher toutes espèces de fleurs, surtout pendant la nuit; celles-ci absorbent une grande partie de l'air et le rendent moins propre à l'entretien de la vie. Toutes les odeurs, même les plus suaves, sont également nuisibles; elles peuvent occasionner des spasmes, des migraines et de dangereuses faiblesses.

Je ne parle ici que des grossesses normales, réservant à ma prochaine édition celles qui sont du domaine de la médecine.

ACCOUCHEMENT

Enfin voici les neuf mois, les neuf siècles de la grossesse qui vont expirer. Bientôt ma chère lectrice pourra serrer dans ses bras son cher enfant, et, en lui prodiguant ses plus douces caresses, oublier les souffrances qu'elle a endurées pour lui donner la vie. On doit autant que possible choisir pour le temps de ses couches une résidence saine, dans une rue large et bien aérée, un appartement sec et élevé. Malheureusement on ne tient pas assez compte de l'importance de cette pureté d'air, du bienfait de ce rayon de soleil sur le

prompt rétablissement de la mère et le bien-
être de son enfant.

Ayant à indiquer des soins nécessaires à
l'état de la mère et d'autres pour l'enfant,
tous d'une très grande importance, je crois
les rendre plus compréhensibles en les décri-
vant séparément. C'est ce que je vais faire en
m'occupant d'abord de la mère. Déjà quelques douleurs lui annoncent sa prochaine
délivrance.

Mais en quoi ces douleurs pourraient-elles
troubler et inquiéter une femme sage et pru-
dente, qui n'a rien fait qui puisse altérer sa
santé et avoir en ce moment des conséquences
fâcheuses; aussi doit-elle se reposer avec une
parfaite confiance dans les admirables res-
sources de la nature; les degrés par lesquels
elle avance au grand but qu'elle a à remplir
sont quelquefois lents à parcourir, mais toujours sûrs, et on ne peut impunément ni
presser, ni troubler les phénomènes qui se
produisent; dans cette circonstance plus qu'en

toute autre, la patience et la résignation sont d'un bien grand secours pour supporter ces douleurs, qui sont inévitables; je dirai même qu'on doit bien se garder, par trop d'empressement à vouloir les abréger, de retenir son haleine et de faire des efforts hors de propos, car leur moindre inconvénient est de laisser la femme dans une fatigue excessive, une sorte de prostration, et de retarder ainsi le travail.

Dans le cours régulier du travail de l'enfantement, l'expérience et la raison ont clairement démontré que, dans tout sujet sain et bien conformé, la participation active d'une main indiscrète ou officieuse et les efforts intempestifs de la femme sont plus propres à augmenter les souffrances, à troubler, prolonger douloureusement le travail qu'à le seconder utilement.

Si le travail est long, un peu de nourriture pourra être nécessaire, mais les aliments devront toujours être d'une nature douce et rafraîchissante. On ne doit faire usage de liqueurs spiritueuses que dans les cas de grande faiblesse, et encore doit-on en user avec modération, car vouloir en abuser sous prétexte de soutenir ses forces serait s'exposer à de très graves accidents.

Le calme et la tranquillité sont de la plus haute importance pour la femme en couches; aussi ne doit-elle admettre dans sa chambre qu'une garde discrète qui, au moment opportun, pourra seconder la personne choisie pour opérer l'accouchement. Sans insister sur la pureté de l'air de la chambre, qui à ce moment est si importante, il faut bien convenir que la présence d'un certain nombre de personnes ne pourrait que le vicier très promptement. Cet entourage bruyant, ces expressions alternatives d'espérance et de crainte peuvent, sans jamais être utiles, produire le plus mauvais effet. Donc qu'on ne cède point au désir que peuvent témoigner des amis d'être présents au moment du travail.

Mais voici que le cœur de la mère vient de tressaillir; les cris de son enfant, cris à la fois si déchirants et si doux, ont frappé son oreille. Il faut cependant qu'elle fasse encore un sacrifice : son enfant vient de naître; elle doit se refuser le doux plaisir de le serrer aussitôt dans ses bras et de donner le premier baiser à celui qu'elle a porté neuf mois dans son sein et qui vient de lui coûter tant de souffrances pour voir le jour.

Pour pouvoir donner un libre cours à sa joie, elle doit attendre que la délivrance soit faite, car celle-ci pourrait être retardée par une joie trop vive, une forte émotion, et il pourrait en résulter des suites fâcheuses, peut-être même dangereuses.

L'état de la mère réclame maintenant des soins et un régime d'une si grande importance, qu'on ne saurait les exposer avec trop de détails. Si l'erreur et l'ignorance peuvent être combattues par la force du raisonnement, c'est maintenant surtout qu'il faut y recourir, car dans aucune autre circonstance de la vie on n'est plus exposé à tant de pratiques absurdes, de préjugés pernicieux et en même temps à des maladies plus dangereuses que pendant ce temps des suites de couches.

Mais, si l'on écoute les règles que dicteront .'expérience et la sagesse, il n'y a généralement pas lieu de craindre des complications.

Il est utile de laver les parties qui ont souffert pendant l'accouchement avec une décoction adoucissante, comme de l'eau de guimauve ou du lait dans lequel on a fait bouillir une poignée de cerfeuil. Par ce lavage on calme la douleur et l'irritation de ces parties; on peut ainsi en prévenir le gonflement (1). Il faut enlever sur-le-champ tout ce que le sang et les eaux ont souillé; changer entière-

(1) On doit, pendant tout le temps des couches, faire au moins deux ou trois toilettes intimes dans les vingt-quatre heures; en temps ordinaire, l'eau tiède serait suffisante; mais, si l'écoulement a une odeur fétide, surtout pendant es grandes chaleurs, on se trouvera bien d'ajouter une

ment le linge de corps et se couvrir selon la saison et ses habitudes.

Quelques femmes se font couper les cheveux quatre ou cinq jours avant l'accouchement. On ne saurait trop se garder de commettre cette imprudence; de violents maux de tête, des névralgies et d'autres affections redoutables en sont les suites. Il suffit de s'être fait coiffer et natter les cheveux quelque temps avant le travail.

Le lit doit toujours être garni de manière qu'on puisse le tenir propre et empêcher les matelas de se pénétrer de liquides qui, par un long séjour, pourraient occasionner des accidents par leur corruption. Pour cela, un drap plié en quatre, et renouvelé toutes les trois ou quatre heures les premiers jours, est le

cuillerée à café pour un litre d'eau tiède de la solution suivante :

Alcool......................	150 gr.
Acide phénique.............	50 —
Essence de thym..........	100 —
F. S. A.	

meilleur moyen de changer le lit sans remuer la malade (1). Le plan du lit sera légèrement incliné de la tête aux pieds; cette situation un peu déclive favorise le dégorgement des organes. On peut sans danger, vers le troisième ou quatrième jour (pas avant), placer autour du ventre une serviette douce qui soutienne les viscères. Ce bandage deviendra surtout très nécessaire quand la malade commencera à se lever; car alors, tout en soutenant le ventre, il permet de marcher plus facilement. La ceinture élastique lui est de beaucoup préférable. Il est aussi très bon de soutenir les seins avec une serviette très molle pour les garantir des variations atmosphériques et favoriser la sécrétion laiteuse qui s'y fait. Cependant on ne peut, sous aucun prétexte, serrer ces bandages sans s'exposer aux plus graves inconvénients. Chercher à étouffer

---

(1) On se trouvera bien de mettre pour préserver les matelas une toile imperméable, sur laquelle on placera une alèse pliée en plusieurs doubles.

le travail de la nature, c'est compromettre son existence sans aucune chance de succès.

Pendant les premiers jours de couches on ne doit pas quitter la position horizontale; le lit ne peut être refait entièrement que lorsque la sécrétion laiteuse est bien établie.

Lors même que les forces sembleraient revenues, on ne doit essayer de marcher que le huitième ou dixième jour au plus tôt; les organes n'ont repris leur état primitif qu'au bout de cinq à six semaines, et le lit favorise beaucoup le prompt rétablissement. On a vu des femmes devenir boiteuses et conserver cette difformité toute leur vie pour avoir voulu se lever trop tôt. En général, l'époque de la cessation complète de l'écoulement est celle où l'on peut quitter le lit sans crainte. Aussi doit-on jusqu'à cette époque prendre beaucoup de précautions, surtout ne pas s'exposer à l'eau froide.

Quant aux aliments qui conviennent le mieux pendant les couches, ce sont ceux dont la digestion est facile. Aussitôt que la malade sera changée, on lui donnera un bon bouillon, ensuite on la laissera reposer.

Pour les deux premiers jours on doit se borner aux bouillons, potages et œufs frais. Des poissons délicats, tels que le merlan, la limande, la perche; les rôtis de viandes blanches seront donnés ensuite de préférence. A mesure que l'époque de l'accouchement s'éloignera, il y aura peu à changer dans la manière ordinaire d'alimentation, surtout si la mère remplit elle-même dans toutes leurs perfections les devoirs de la maternité en allaitant son enfant; les légumes verts cuits sont aussi utiles qu'agréables par leurs propriétés rafraîchissantes.

Surtout, point de drogues; ces secours sont maintenant plus dangereux que jamais. Je dirai même à la mère qui ne peut allaiter elle-même son enfant : méfiez-vous de toutes ces tisanes antilaiteuses que ne manqueront pas de vous recommander tous les apothicaires et les vieilles femme, leur usage vous serait plus nuisible qu'utile. Une simple infusion de tilleul ou de feuilles d'oranger est tout ce qui convient le mieux pour apaiser la soif, ou encore une limonade cuite et légère. **Mais** au moindre accident qui pourrait vous inquiéter, appelez près de vous un médecin instruit, car les méthodes de traitement suivies par les ignorants sont alors surtout non moins dangereuses qu'absurdes.

J'ai proscrit les visites au moment du travail et quoi que je puisse passer pour sévère je dirai encore pas de visites après la délivrance, le repos, le calme sont bien plus profitables que toutes ces félicitations ennuyeuses et souvent mensongères de ces personnes que l'étiquette ou la curiosité plutôt qu'un véritable intérêt attireraient. Non seulement le moindre accès d'impatience serait très nuisible à la jeune mère, mais je veux qu'on lui épargne toute émotion, qu'on use d'ingénieux détours pour lui apprendre même les bonnes nouvelles. Toute émotion vive accélère le cours du sang et peut par conséquent déterminer une hémorrhagie toujours redoutable ou des convulsions non moins à craindre.

Il me reste encore quelques défenses à faire : la lecture ne convient pas dans cette position ; si elle attache, elle est nuisible parce qu'elle excite trop la sensibilité ; si elle ennuie, elle fatigue et c'est une raison pour l'éviter aussi.

Maintenant encore la tempérance consiste à s'abstenir ; user trop tôt des droits du mariage, c'est s'exposer à des pertes dangereuses. C'est pour cela que le mari respectera sa femme pendant les six premières semaines.

SOINS

A DONNER A L'ENFANT NOUVEAU-NÉ

MAILLOT — ALLAITEMENT

Devrait-il être nécessaire d'instruire la jeune mère de ces soins que nécessite l'état de son enfant et dont la nature et l'instinct ont si bien doué les animaux? Hélas oui! il faut l'avouer, nous sommes sous ce rapport plus inexpérimentés qu'eux. Avec quelle douleur n'ai-je pas constaté moi-même cette inexpérience chez les jeunes mères; et quelle source d'ennuis n'est-elle pas pour elles! C'est avec le désir de leur être utile que je me permets de leur tracer ici quelques conseils dans lesquels elles puiseront les règles sages des premiers soins que réclame leur enfant.

Aussitôt que le cordon ombilical est lié, on doit chercher à enlever avec le sang dont l'enfant peut être souillé cet enduit gras qui recouvre son corps. Rien n'est plus convenable pour cela que de frotter (légèrement) le corps de l'enfant avec un corps gras tel que cérat, beurre frais, huile, jaune d'œuf, ou mieux encore du cold-cream. L'enfant étant plongé ensuite dans un bain tiède, on détrempe ainsi facilement cette couche grasse que l'eau seule ne peut dissoudre; pour l'enlever, il suffit maintenant d'essuyer délicatement la peau. On doit surtout porter une grande attention à ce que la tête soit toujours très propre et à éviter les frottements rudes qui pourraient froisser le cerveau.

Maintenant que l'enfant est lavé et que le pansement de l'ombilic est fait, il faut procéder à sa toilette.

Depuis un demi-siècle cette partie de l'éducation physique a fait de grands progrès, mais encore que d'erreurs et de pratiques nuisibles il reste à détruire! Longtemps on a osé prétendre et d'ignares commères soutiennent encore que la beauté, la santé de l'enfant dépendent de l'adresse de la personne qui l'habille et qui sait le garrotter de manière qu'il soit raide comme un morceau de bois.

Quelle ne doit pas être l'angoisse de l'enfant tendre et délicat lorsqu'il est ainsi serré dans des liens qui ne peuvent céder en aucune manière aux efforts qu'il fait pour s'en débarrasser. Véritable momie incapable de mouvement, les seuls indices que ce malheureux petit être puisse donner de son existence sont des pleurs inutiles et de faibles cris. Son corps composé de tissus vasculaires très délicats, très mous, et remplis de fluides en mouvement continuel, peut bien moins résister aux funestes effets de la compression; celle-ci entrave, souvent même suspend l'action du cœur, des poumons, de l'estomac, en un mot de tous les principaux organes de la vie ; elle empêche la circulation du sang et l'égale distribution de la nourriture dans toutes les parties du corps. Elle déforme les os encore mous et cartilagineux, paralyse les organes du mouvement, gêne la respiration, s'oppose à l'accroissement, enfin elle rend toute la constitution aussi faible qu'informe.

Les vêtements des nouveau-nés doivent être simples, larges, légers, mais suffisamment chauds. Un bonnet de piqué blanc doublé pendant l'hiver et simple pendant l'été, retenu par un ruban sans être serré, doit être l'unique coiffure d'un enfant depuis l'instant de sa naissance jusqu'à ce que les cheveux garnissent assez sa tête pour que toute autre défense devienne inutile (dans la maison). En tenant la tête trop chaude et trop comprimée, on empêche l'action de l'air si nécessaire pour favoriser l'affermissement des os et leur union intime afin qu'ils présentent un bouclier solide pour protéger le précieux organe qu'ils renferment. On ne doit pas craindre les rhumes et les fluxions qu'on croit éviter par une coiffure chaude; au contraire, par ce moyen on l'en garantit d'une manière bien plus sûre, en ne favorisant pas, par une chaleur trop considérable, l'abord des humeurs qui dans les premiers temps de la vie ont une tendance manifeste à se diriger vers la tête. Qu'on songe au nombre immense d'enfants que les convulsions et les méningites moissonnent peu de temps après la naissance. Est-il rien de plus capable d'occasionner ces désastreuses maladies que ce ridicule maillot dont j'ai parlé plus haut et cette coiffure chaude et lourde?

On peut vêtir les enfants nouveau-nés de deux manières, soit en les enveloppant dans un maillot, soit en leur mettant des robes très longues qui leur laissent la liberté de tous leurs mouvements, c'est-à-dire à l'anglaise. On peut, et je dirai même qu'il est préférable de combiner les deux méthodes; c'est du reste ce qui est le plus en usage aujourd'hui.

On emmaillote l'enfant pendant les quatre ou six premières semaines, quelquefois deux mois, suivant sa force et la température de l'époque de sa naissance. Puis on l'habille à l'anglaise.

Les vêtements dont on fait usage quand on veut emmailloter un enfant se composent d'une chemise de toile, d'une brassière de flanelle ou de tricot, d'une deuxième brassière de piqué, d'une couche de toile et de deux langes, l'un de laine, l'autre de coton; on y ajoute, comme je l'ai dit déjà, un petit bonnet et un fichu de cou. Lorsqu'on veut habiller l'enfant, on commence par introduire les manches de la chemise dans celles des brassières, de manière à ne faire pour ainsi dire qu'un seul vêtement : ce qui simplifie l'introduction des bras de l'enfant, cette petite opération étant toujours un peu difficile, surtout quand les manches sont étroites, parce qu'on n'ose pas tirer suffisamment sur les doigts du bébé dans la crainte de le blesser (aussi est-il préférable de laisser les manches un peu larges).

Quand cette première petite opération est terminée, on couche l'enfant sur le ventre, puis on croise l'une sur l'autre les deux moitiés de chacun de ses vêtements de manière que le dos soit complètement couvert ; ses vêtements sont en outre fixés par la couche et les langes. Avec cette couche et ces langes mis par-dessus les brassière on enveloppe d'abord les deux tiers inférieurs du tronc, puis les jambes, en ayant bien soin de les séparer l'une de l'autre. En haut, couche et langes doivent monter jusqu'à un ou deux travers de doigt environ au-dessous du creux de l'aisselle et laisser les bras complètement libres. Le maillot ne doit pas exercer de constriction à la partie supérieure du thorax, car il pourrait gêner les mouvements respiratoires et déterminer ainsi une sorte d'asphyxie lente, mais non moins redoutable, ainsi que cela a été observé.

Les langes dont nous venons de parler dépassent de beaucoup la longueur du corps; on les plie à quelque distance des pieds et on en relève la portion inférieure, que l'on fixe par des épingles doubles, dites de nourrice (on ne saurait trop se garder d'en mettre au lange de dessous et à plus forte raison à la couche), à la partie qui forme ceinture autour du corps de l'enfant.

Nous ne saurions trop répéter que lorsqu'on emmaillote un enfant il faut veiller à ce qu'il puisse remuer les bras et les jambes; c'est une des conditions les plus importantes de leur développement. Il faut de plus les démailloter et changer leur couche le plus souvent possible, de manière que l'urine et les matières fécales ne restent pas longtemps en contact avec la peau des fesses et des cuisses : ce qui pourrait amener de l'inflammation et même une sorte d'ulcération de ces parties.

Il y a loin du maillot que je viens de décrire à celui qui était employé autrefois; aussi ne saurions-nous trop le bannir, car il est aussi barbare qu'absurde. Le maillot employé avec toutes les précautions que je viens de recommander plus haut perd la plus grande partie de ses inconvénients, et il a l'avantage en hiver d'être plus chaud que l'habillement à l'anglaise; il exige moins de soins et enfin est mieux à la portée de toutes les bourses.

Les vêtements dont on fait usage pour habiller un enfant à l'anglaise se composent d'abord d'une petite chemise et de deux petites brassières comme dans l'emmaillotement, puis pour la partie inférieure du corps on se sert d'une couche, d'une culotte de flanelle, de bas et de chaussons de laine, enfin d'une robe de dessous ordinairement sans manches et en flanelle et enfin d'une autre robe de dessus. La couche est pliée en triangle, dont la base est appliquée au dos de l'enfant par-dessus les brassières; le sommet est ramené par devant entre les jambes, les deux angles latéraux sont aussi ramenés par devant et croisés l'un sur l'autre; ils forment ainsi une sorte de ceinture à l'enfant. On roule ces deux bouts latéraux autour des jambes et on fixe leurs extrémités dans les chaussons. De cette manière, les jambes sont bien séparées et ne peuvent frotter l'une contre l'autre. La petite culotte a comme la couche une forme triangulaire et s'adapte à peu près comme elle. Une robe de flanelle et une de linge, toutes deux très longues, complètent l'habillement. On ajoute parfois une culotte en caoutchouc imperméable de même forme que celle de flanelle, qui a pour effet d'empêcher les robes d'être salies, mais elle a un grand inconvénient : c'est que, si l'enfant n'est pas changé à temps, les liquides remontent dans le dos et mouillent la chemisc et les brassières; les enfants s'enrhument souvent de cette façon.

Quand on fait sortir l'enfant, ce qui est très bon en tous temps, il faut, quand il fait froid, leur mettre une capeline (sorte de petit chapeau) sur la tête et bien les envelopper dans une pelisse. Porté sur le bras, l'enfant est bien surveillé, réchauffé par sa mère, égayé par elle, obligé en quelque sorte de se livrer à une gymnastique salutaire. Ces avantages ne se retrouvent plus dans l'usage des petites voitures, malheureusement très en vogue; l'enfant y est triste, immobile, exposé au refroidissement, malgré les couvertures et boules d'eau chaude. Aussi conseillons-nous d'en user le moins possible et jamais dans les six premiers mois.

ALLAITEMENT MATERNEL

L'allaitement pratiqué par la jeune mère est l'accomplissement d'une fonction toute naturelle, qu'il ne devrait pas être utile d'avoir à recommander. Comment l'amour maternel peut-il être assez froid dans le cœur d'une mère pour qu'il faille lui rappeler ce qu'elle doit à son enfant? La nature a incontestablement imposé à celle qui devient mère l'obligation de nourrir; cette loi ne peut être douteuse, quelque part que nous l'interrogions? Voyons les animaux, n'y sont-ils pas tous soumis? et avec quel dévouement et quelle tendresse ils s'en acquittent. Et la femme, ce chef-d'œuvre de la création, comment peut-elle, au moment où son enfant est le plus exposé à perdre la vie et où les soins les plus tendres et les plus délicats lui sont indispensables, le livrer à des mains mercenaires? Le lait de la mère, par sa nature et par son âge, est le seul aliment qui soit toujours ce qu'il doit être. Non seulement il est le moyen le plus efficace de débarrasser les organes digestifs des matières qui les obstruent, mais il acquiert de la consistance et devient de plus en plus nutritif à mesure que l'enfant croît et réclame une nourriture plus solide.

Quel autre aliment peut être plus convenable pour un enfant, que celui dont les matériaux sont extraits du sang qui l'a formé et nourri jusque-là? Les avantages qu'en retirera l'enfant sont si nombreux, si importants, et tant d'inconvénients accompagnent l'allaitement étranger, que, si les mères étaient bien convaincues du mal qui peut en résulter, il est douteux qu'une seule d'entre elles pût se résigner à recourir à ce moyen sans la plus impérieuse nécessité. L'expérience et la raison prouvent incontestablement que l'intérêt,

le bien-être de la mère, de l'enfant et de la
société en général exigent que la *mère* rem-
plisse dans toute leur étendue les devoirs
dignes de ce nom.

Ces devoirs sont souvent sujets à quelques
difficultés; cependant celles-ci seront moin-
dres, si, pour offrir le sein à son enfant, la
jeune mère n'attend pas que la montée du lait
soit faite, car alors les seins seraient durs, dis-
tendus et douloureux. Des engorgements, des
crevasses en seraient le fâcheux résultat.

L'allaitement pratiqué de bonne heure est
le plus sûr moyen de prévenir la fièvre de lait
et d'en faciliter l'abord vers les seins. Le
moment le plus favorable pour commencer
à remplir ce devoir est quatre à cinq heures
après la délivrance : la mère a pu ainsi goû-
ter quelques instants de repos, les seins ne
sont pas encore durs et l'enfant le prend
alors facilement.

Parmi les difficultés de l'allaitement, la
brièveté du mamelon est l'une des plus fré-

quentes; pour y remédier, le moyen le plus simple est de se servir d'un bout de sein artificiel qu'on applique sur le sein avant d'y mettre l'enfant. Parmi tous ceux qui ont été inventés, le plus commode est celui qui est recommandé par le docteur Bailly et qui porte son nom; il se compose d'une ampoule en verre surmontée d'un mamelon en caoutchouc. Quel que soit le bout de sein qu'on emploiera, il faudra le tenir propre, avec une sévérité méticuleuse.

Si la difficulté vient de ce que le lait est déjà monté, la fomentation des seins avec de l'eau chaude est alors indiquée; elle détend insensiblement les conduits laiteux contractés, et les efforts naturels de l'enfant achèvent bientôt de les rendre assez souples pour ne plus empêcher la sortie du lait qui est attiré par la succion.

Quelquefois, quoique fort et bien portant, l'enfant ne prendra pas le sein pendant les deux ou trois premiers jours, ou ne le prendra

qu'avec nonchalance; on ne doit pas s'alar-
mer de ce retard (s'il ne maigrit pas), au bout
de quelques jours il obéira aux besoins de la
nature. L'impatience ou le trop de précipita-
tion iraient directement contre son but; les
essais ne doivent pas être trop souvent ni trop
longtemps continués. Un peu de peine est
aisément surmontée, et elle est suivie d'un
plaisir durable, de cette espèce de ravisse-
ment que doit éprouver l'âme d'une mère
pendant qu'elle prodigue son lait à son enfant
chéri.

ALLAITEMENT MIXTE

Quand la mère n'a pas assez de lait pour suffire à son enfant, on supplée à cette insuffisance en donnant en même temps d'autres aliments; c'est ce qu'on appelle allaitement mixte. L'aliment complémentaire le plus employé est le lait de vache, qui, plus concentré que le lait de la femme, est rarement bien digéré par les nouveau-nés. Le lait d'ânesse est celui qui se rapproche le plus du lait de la femme; aussi les jeunes enfants le supportent-ils bien; quoiqu'il soit généralement très difficile de s'en procurer, nous insisterons pour son emploi dans les deux premiers mois, surtout si l'enfant est délicat. A partir de cette époque, le lait de vache coupé à parties égales avec une décoction d'orge, de gruau ou d'eau panée est assez bien supporté. Seulement, comme ces décoctions s'altèrent vite, il faut en renouveler la préparation plusieurs fois par jour.

Quant aux bouillies et aux autres aliments féculents qu'on donne aux enfants dès les premières semaines, ils ne sont pas toujours inoffensifs ; aussi doit-on les proscrire jusqu'à l'époque où l'enfant puisse les digérer, c'est-à-dire vers six mois.

L'allaitement mixte ne vaut pas l'allaitement naturel, mais il vaut mieux que l'allaitement artificiel : il rend de réels services surtout pendant la nuit, en faveur des mères faibles et délicates.

ALLAITEMENT ARTIFICIEL

Ce mode d'alimentation, quoique bien inférieur à tout autre, doit cependant, dans quelques cas très rares, être seul employé. Mais le plus souvent la mère ne pouvant nourrir et ne voulant pas se séparer de son enfant, force lui est donc bien de recourir à l'allaitement artificiel. Jusqu'à deux mois, le lait le mieux approprié aux besoins de l'enfant nouveau-né est incontestablement le lait d'ânesse. A partir de deux mois, le lait de vache, coupé comme je l'ai dit plus haut, le suppléera avec avantage ; seulement on devra augmenter graduellement la dose de lait, de manière à arriver à le donner pur vers l'âge de six mois. A cette époque, on pourra donner utilement des bouillies et des panades, elles faciliteront le sevrage.

SEVRAGE

Nous voilà maintenant arrivés à une époque doublement intéressante.

La nature en développant de nouveaux organes propres à déchirer, à broyer une nourriture plus solide que le lait, nous indique que le moment le plus convenable de donner à l'enfant des aliments nouveaux est venu.

L'époque de la première dentition est loin d'être la même pour tous les enfants; elle commence ordinairement du sixième au huitième mois, quelquefois elle n'a lieu que vers un an et même bien plus tard comme cela s'est vu. L'ordre dans lequel les dents paraissent

est également sujet à varier ; le plus souvent
les deux incisives inférieures se montrent les
premières, les deux supérieures ne tardent
pas, puis une de chaque côté en bas et en
haut complètent le nombre de huit dont se
compose la première époque de la sortie des
dents de lait. Après un certain intervalle, le
travail de la dentition recommence et vers le
quinzième mois environ les dents canines,
nommées vulgairement œillères, se font jour
en commençant par celles de la mâchoire inférieure. Les petites molaires ne tardent pas
à suivre, et vers deux ans toutes les dents de
lait au nombre de vingt garnissent ordinairement la mâchoire.

Cette époque de la vie des enfants est celle
où ils courent le plus de dangers ; on ne peut
donc apporter trop d'attention, trop de soins
à reconnaître et à combattre les diverses maladies qui se déclarent alors. Souvent le travail de la dentition est peu sensible et pure-
ment local ; une fièvre légère, un peu d'irri-

tation aux gencives et aux parties voisines, aux joues, aux yeux, aux oreilles, sont parfois les seuls symptômes qui l'annoncent. Bientôt l'apparition de la dent fait oublier ces inquiétudes passagères et devient le sujet d'une fête de famille.

Mais les choses ne se passent pas toujours aussi tranquillement : la bouche semble quelquefois un foyer d'irritation ; elle est sèche ou bien une salive abondante en sort continuellement ; les gencives se gonflent et rougissent ; l'enfant serre avec plus de force le mamelon dont il semble plus avide et le lâche à chaque instant ; sans cesse il porte la main à la bouche. Ne lui offrez jamais alors ces hochets de cristal ou d'ivoire qu'un luxe inutile pourrait mettre entre ses mains ; les corps durs meurtrissent les gencives ; leur frottement continuel les rend dures et calleuses ; la sortie des dents en devient plus difficile encore et occasionne des souffrances plus aiguës, plus longues.

Cependant l'irritation et la douleur augmentent; une des pommettes, souvent même les deux, deviennent subitement rouges et pâles; les yeux rouges et humides, les oreilles malades, les glandes du cou très gonflées, le mal de gorge, la voix enrouée, une toux sèche, attestent que le sang se porte avec plus de force à la tête. Une fièvre continuelle, une soif ardente fatiguent les enfants: plus tristes, plus irritables qu'à l'ordinaire, souvent ils poussent des cris aigus; le sommeil les fuit; fréquemment réveillés en sursaut, ils éprouvent des tressaillements et des frayeurs nocturnes. Enfin une foule de symptômes divers et toujours alarmants se succèdent avec rapidité jusqu'au moment où les points blanchâtres qui paraissent sur le bord des alvéoles laissent la dent à découvert.

Du reste, quels que soient les phénomènes de l'apparition des dents, tous nos soins doivent tendre à modérer la douleur. On peut dans cette vue promener de temps en temps le doigt sur l'arcade dentaire, donner aux en-

fants au lieu de hochets des substances molles
et rafraîchissantes qu'ils portent à la bouche :
des croûtes de pain auxquelles on laisse un
peu de mie, des bâtons de racine de réglisse
fraîche ou de racine de guimauve ratissée.
Les bains tièdes calment l'agitation et ramè-
nent le sommeil; il faut y revenir souvent.
La diarrhée qui survient à cette époque est
presque toujours d'un heureux augure; loin
de chercher à l'arrêter, il est souvent utile de
la provoquer par des moyens très doux, tels
que l'eau miellée, la décoction de pruneaux
ou des lavements additionnés d'un peu d'huile
d'amandes douces. La promenade au grand
air est d'une très grande utilité.

Mais en traçant ici le tableau des différents
accidents qui peuvent arriver à un enfant à
cette époque de sa vie, je ne voudrais pas ef-
frayer les jeunes mères : c'est pourquoi je me
hâte de leur dire que tous ces symptômes
fâcheux dépendent moins du travail de la nature que d'un concours de circonstances défa-

vorables. Une constitution faible et altérée déjà par la maladie, une mauvaise nourrice, un régime mal dirigé, une habitation malsaine ou humide, le défaut de propreté, etc., ont toujours la plus grande part aux accidents de la dentition. C'est pourquoi on ne saurait trop observer les conseils de l'hygiène.

Quelque temps avant le sevrage, c'est-à-dire dans l'intervalle qui s'écoule entre l'apparition de toutes les incisives et des canines, on doit diminuer le nombre des tétées et augmenter à mesure les aliments qui doivent enfin remplacer le sein. En ayant soin que ce changement soit insensible , la mère et l'enfant y trouveront d'immenses avantages.

Les enfants que l'on sèvre d'une manière brusque et sans préparation tombent souvent dans un amaigrissement extrême et succombent à une véritable phthisie. Les orages de la dentition sont alors bien plus à craindre, parce qu'on n'a plus pour les calmer le sein de la mère (suprême consolation) qui, encore ici, ne peut être remplacé par aucun autre secours.

En se conformant à ces préceptes, la mère verra la sécrétion de son lait diminuer de jour en jour, de sorte qu'à peine aura-t-elle lieu quand elle cessera de donner le sein à son enfant. En outre, elle échappera ainsi à une foule d'accidents et de maladies dont un sevrage mal dirigé est trop souvent la source féconde. Au moment où elle cesse de nourrir, la femme doit, afin de fournir moins de lait, se borner à une alimentation légère, diminuer la quantité de boisson qu'elle prenait habituellement. Ordinairement on lui donne, en outre, une ou deux légères purgations; on peut encore y joindre une tisane diurétique. On couvrira les seins d'ouate et on fera sur ces organes des onctions avec un liniment camphré ou avec de l'huile de chènevis chaude.

La femme qui sèvre a, pendant quelques jours, une grande tendance à la moiteur, qui exige des précautions spéciales contre le refroidissement.

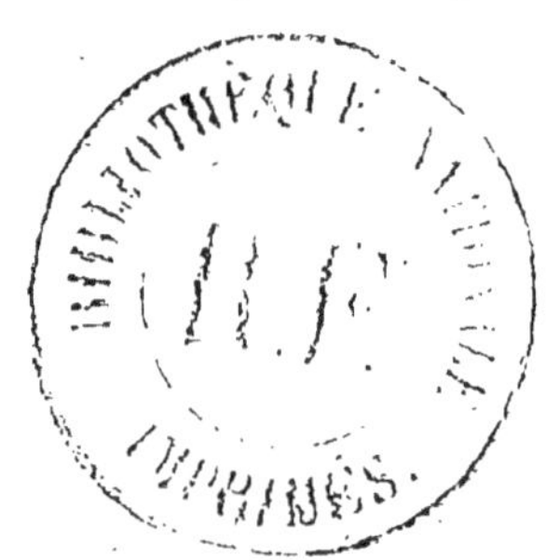BIBLIOTHÈQUE NATIONALE — IMPRIMÉS.

TABLE DES MATIÈRES

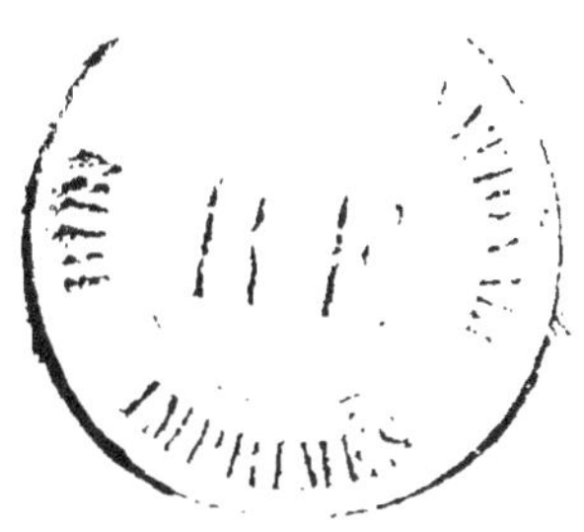

BOURLOTON. — Imprimeries réunies, A, rue Mignon, 2, Paris.

www.ingramcontent.com/pod-product-compliance
Lightning Source LLC
Chambersburg PA
CBHW071245130726
47998CB00003B/1060